AF340918

Extrait du JOURNAL ENCYCLOPÉDIQUE *du premier Juin, renfermant le précis des Observations contradictoires à celles de M. Janin sur le prétendu* ANTI-MÉPHITIQUE, *& notamment celles de M. Cadet de Gassicourt, ancien apothicaire-major des camps & armées du roi, & membre du college de pharmacie.*

ON a vu dans la notice que nous avons donnée (*Journal* du 15 Avril dernier, page 320), d'une brochure de M. Janin, médecin-oculifte de la ville de Lyon, ayant pour titre: *Anti-méphitique*, que la découverte de cet auteur confiftoit à verfer du vinaigre dans les foffes d'aifance & dans les lunettes, & qu'au moyen de cette opération, dans laquelle l'alkali volatil étoit neutralifé par la préfence d'un acide, on détruifoit tellement le méphitifme, felon M J., que les ouvriers pouvoient déformais nettoyer les fofles fans aucun danger. L'ouvrage que nous allons faire connoître dément très-pofitivement cette affertion. Il y eft prouvé que le vinaigre ne diminue point l'odeur des bonnes fofles, & qu'il augmente le méphitifme des mauvaifes.

Nos lecteurs, étonnés d'un changement fi fubit, nous fçauront gré fans doute de leur en apprendre les caufes : en effet, comment concevoir que des expériences publiées avec tant d'emphafe & accueillies avec tant d'enthoufiafme, aient pu tout d'un coup être contredites, au point que, loin de répondre à l'attente de leur auteur, elles aient produit un effet contraire ? Cette contradiction dépend de plufieurs caufes. La premiere eft que M. Janin n'a fait à Lyon qu'un très-petit nombre d'expériences, d'abord fur la fofle de fa maifon de campagne, qui n'en a pas moins infecté les appartemens,

A

quoiqu'elle fût vuidée à demi le jour que M. Janin choisit pour la désinfecter, & qu'on l'eût remplie d'eau, qui seule en auroit pu éteindre le méphitisme; ensuite sur quelques fosses de Lyon qui étant percées très-bas, & baignées par les eaux du Rhône & de la Saône, ne sçauroient, par la même raison, servir de preuve à la propriété anti-méphitique du vinaigre. La seconde cause est que les fosses par lesquelles il a commencé à Paris ses essais, étoient de celles qu'on appelle *bonnes*, & que leur odeur est supportable, qu'on les attaque communément sans danger, & que vraisemblablement, après avoir neutralisé l'alkali volatil de la lunette, le vinaigre versé dans la fosse, ayant glissé sur la pyramide, a coulé sur la croûte, où son effet s'est borné à neutraliser encore quelque peu d'alkali volatil sans pénétrer dans la vanne.

C'est sans doute ce qui en a imposé aux témoins respectables cités par M. Janin, lesquels ne distinguant pas pour le moment les fosses bonnes des mauvaises, entraînés par le desir bien louable de trouver un moyen d'une utilité si générale, s'en sont un peu trop rapportés aux promesses fastueuses de cet oculiste. Mais lorsque les physiciens, principalement ceux qui s'occupent de la chymie, ont répété avec soin ces expériences indistinctement sur toutes les fosses, l'illusion s'est dissipée, & le prétendu anti-méphitique de M. Janin n'a fourni qu'un moyen de plus pour développer davantage le méphitisme.

Cette vérité auroit dû être présumée, même au moment où M. Janin publioit le contraire avec tant d'assurance : en effet, il est aujourd'hui bien démontré que les fosses d'aisance contiennent plus ou moins de foie de soufre, & que c'est de l'odeur d'œufs pourris que vient l'infection. On ſçavoit encore depuis longtems, qu'en verſant un acide quelconque, particulierement celui du vinaigre, ſur le foie de ſoufre, la vapeur d'œufs pourris ſe dégageoit avec plus de force, & portoit les mêmes caractéres que celles des foſſes, tant par l'odeur que par les effets. (C'eſt ce qu'on obſerve tous les jours dans la préparation du magiſtere de ſoufre.) Il y avoit donc lieu de préſumer que ce que l'on faiſoit ainſi en petit dans les laboratoires ſeroit encore plus remarquable dans les foſſes, & que ſi une opération limitée pouvoit produire des accidens, même en ſe précautionnant, celles qui ſe répétoient en grand dans les dépôts d'infection, en auroient de plus terribles, ſurtout ſi l'on y deſcendoit avec aſſurance, comme M. Janin l'avoit conſeillé.

Cependant, comme il eſt ſage de reſpecter les faits juſqu'à ce que de nouveaux eſſais les aient démentis ; tandis que les partiſans de M. Janin deſiroient qu'il fût récompenſé pour ſa découverte, les perſonnes les plus verſées dans la connoiſſance des mofettes, & dans les moyens d'en éloigner les effets, s'aſſuroient en ſilence de la valeur de ſes promeſſes.

Le lecteur prévoit déjà quel a dû être le réſultat de ces premieres recherches : rien de ce que M. Janin avoit annoncé n'a eu lieu ; le méphitiſme n'en eſt devenu que plus redoutable ; on peut en juger par le rapport qui en fut fait à l'académie royale des ſciences de Paris le 2 Mars dernier, par un de ſes membres, M. Cadet de Gaſſicourt. Nous allons tranſcrire ce rapport, tel qu'il nous a été communiqué.

Expériences faites ſur deux foſſes d'aiſance le 1er. Mars 1782, d'après le procédé anti-méphitique de M. Janin de Combeblanche. « Dans la ſéance du 30 Janvier, M. Morand a fait part à l'académie d'une expérience dont il avoit été témoin, & dans laquelle M. Janin de Combeblanche, qui en eſt l'auteur, avoit, au rapport de cet académicien, combattu efficacement le méphitiſme de la lunette de ſes commodités avec une petite quantité de liqueur aromatique à laquel'e M. Morand, qui en ignoroit alors la compoſition, a cru reconnoître une odeur agréable ».

« Peu de tems après, ce moyen a ceſſé d'être myſtérieux ; M. Janin l'a rendu public ſous le titre d'*Anti-méphitique* ; & l'obſervation de M. Morand faiſant partie de celles qui ſont rapportées en faveur de cette découverte, l'auteur nous a appris que cette odeur agréable n'étoit autre choſe que celle qu'exhaloit un mêlange de vinaigre & d'eau-de-vie camphrée : d'ailleurs, il réſulte de l'ouvrage de M. Janin pluſieurs choſes remarquables, & qui m'ont paru devoir fixer l'attention des phyſiciens ».

« 1°. Le vinaigre eſt l'anti-méphitique par excellence : les autres moyens, tels que le vin ordinaire, l'eau-de-vie, l'eau-de-vie de lavande, & la lie de vin, ſucceſſivement employés par l'auteur, ne poſſedent que foiblement cette propriété à côté du premier agent au moyen duquel cet auteur croit s'être rendu utile à la race préſente & à la future, tant pour la conſervation des hommes que pour la perfection des arts ».

« 2°. Avec deux pintes de vinaigre verſées dans la foſſe par la lunette, la veille du jour où l'on doit la vuider, le méphitiſme eſt détruit au moins pour 24 heures, & même pour 8 jours. Ici M. Janin prévient cependant qu'il a renouvellé l'effuſion du vinaigre deux fois dans la huitaine, de 24 heures en 24 heures ».

« 3°. L'or & l'argent, expoſés à la vapeur de la foſſe ainſi déméphitiſée, ne ſont plus altérés comme la choſe arrivoit auparavant ».

« 4°. On pourra déſormais deſcendre impu-

némsnt dans les foſſes & les vuider avec la même ſécurité, ſans égard pour le tems, ni pour
la nature de la foſſe, en ſuivant le procédé in-
diqué ».

« 5°. La qualité inférieure du vinaigre, loin
de nuire à l'opération, la favoriſera davantage, le vinaigre le plus foible étant, ſelon cet
auteur, le plus actif & le meilleur pour cet
effet ».

« 6°. La vanne étant ainſi neutraliſée, ſuivant M. Janin, eſt innocente & ſans odeur,
au point qu'on peut la tranſporter dans des
tombereaux, ſurtout ſi l'on a ſoin de les revêtir
intérieurement avec du fumier d'écurie, & qu'on
les recouvre de même ».

« Une découverte auſſi utile pour la ſanté des
citoyens & leur commodité, m'a fait deſirer
de m'en convaincre par moi-même. En conſé-
quence, ayant appris, le dernier Février, que
le lendemain, premier du courant, pluſieurs
phyſiciens de réputation devoient ſe réunir rue
de Seve, au dépôt du ventilateur, pour être préſens à l'ouverture & à la vuidange d'une foſſe
pleine de matiere, & que l'on avoit eſſayé de
déſinfecter la veille par le moyen de M. Janin,
je m'y ſuis rendu, & j'y ai trouvé MM. Gar-
dane, Thouvenel, Pia, Laborie, Mitouart,
de Machy, Parmentier, Joſſe, Cadet de Veaux
& pluſieurs autres citoyens ».

« Le tems étoit froid & ſec, & le jour beau
& ſerein ».

« Au lieu de deux pintes de vinaigre ſuivant
le procédé de l'auteur, on en avoit verſé 4 la
veille au matin, c'eſt-à-dire, 24 heures auparavant, par la lunette du rez-de-chauſſée, qui,
avant cette affuſion, ne répandoit pas une odeur
forte, au rapport de ceux qui préparoient l'expérience. La foſſe s'ouvroit à travers un grand
courant d'air ſous des remiſes qui ſervent au-

jourd'hui d'écurie, & où il y avoit du fumier, même autour de l'ouverture de la fosse. Le concours de ces circonstances sembloit d'autant plus assurer le succès de l'expérience, que M. Janin regarde le fumier de cheval comme anti-méphitique. Pour y procéder, on a examiné d'abord l'état de la lunette du rez-de-chaussée par où le vinaigre avoit été introduit ; & quoiqu'elle fût placée dans un endroit aéré qui s'ouvroit dans la cour, & qui n'étoit qu'à 2 ou 3 pieds de distance, les assistans n'ont pas trouvé que l'odeur ordinaire de vuidange fût détruite ».

« Ayant passé ensuite à l'ouverture de la fosse, à peine la pierre a été levée qu'il s'en est échappé une odeur des plus infectes, & qui ne différoit en rien de celle de la vanne ordinaire des fosses. Cette odeur étoit si pénétrante qu'en un instant elle a dominé celle du fumier, quoique la porte de l'écurie, aussi large que celle des remises, eût toujours été ouverte. A mesure qu'on remuoit la vanne, le méphitisme s'accroissoit de plus en plus, surtout quand on retiroit la matiere pour en remplir les tinettes ».

« Cette infection inattendue ayant déterminé à verser dans la fosse 2 nouvelles pintes de vinaigre, dans l'espérance, sinon de la détruire, du moins de la modérer, une infection plus forte s'est fait sentir après que l'odeur du vinaigre s'est dissipée ; & cette derniere infection étoit celle du foie de soufre, que cette addition de vinaigre sembloit avoir de plus en plus développé ».

« Ayant ensuite suspendu à la vapeur de cette fosse successivement 2 boucles d'argent à filets d'or, & les ayant retirées, l'instant d'après elles ont été absolument noircies ».

« Pour donner plus d'extension à cette expérience, on a exposé à la même vapeur un papier imbibé de vinaigre de saturne, & on l'a retiré en partie noir & en partie avec le brillant métallique. A mesure que l'on retiroit la vanne pour la verser dans le tombereau, quoiqu'il fût revêtu intérieurement de fumier, & placé en plein air au milieu d'une cour vaste, les vuidangeurs étoient obligés de détourner la face, en versant la matiere ; & toutes les personnes qui ont voulu en approcher pour s'assurer de l'odeur, ont été obligées de se retirer ».

« Enfin, à la sortie du tombereau que l'on avoit eu soin de couvrir de fumier, toujours suivant les principes de M. Janin, on ressentit sous la voûte de la porte une odeur insupportable qui se soutint même dans la rue ».

« Ces preuves du méphitisme le moins équivoque ont été confirmées par le témoignage des ouvriers accoutumés à y être exposés, & par les fâcheux effets qu'en ont éprouvés plusieurs assistans pendant l'expérience du soir, & même du lendemain ».

« Le même jour 1er. Mars, sur les 4 heures de l'après-midi, la même expérience ayant été répétée dans la fosse, rue de la Tonnellerie, en face du passage des chartreux, auprès d'une des portes de la halle, je m'y suis également transporté avec les mêmes physiciens. Cette fois, les personnes qui répétoient les expériences avoient encore versé, la veille, une dose de vinaigre double de celle prescrite par M. Janin ; en rendant compte de ce procédé, ils ont aussi observé que cette fosse se vuidoit tous les ans. En arrivant dans la cave, on y a trouvé une infiltration de vanne, laquelle agitée a donné quelques bulles d'air inflammable dont on s'est assuré en en approchant un papier allumé : je dis quelques bulles : car l'embrasement n'étoit guere sensible. En même tems on a cherché à déméphitiser cette matiere ; pour cet effet, on l'a arrosée avec 2 pintes de vinaigre ; mais l'affu-

fion de ce fluide a dégagé auffi-tôt une fi gran-
de quantité de vapeurs de foie de foufre, que
les affiftans n'ont pu y réfifter. De même, en
en approchant un papier allumé, toute la fur-
face de la vanne s'eft embrafée avec violence ».

« L'ouverture de la foffe n'a pas préfenté moins
d'infection : à peine la clef de la voûte a été
enlevée, qu'il s'eft exhalé une odeur déteftable.
Envain, pour la diffiper, ou la modérer, on a
eu recours encore au vinaigre : 2 pintes ajoutées
aux quatre premieres de la veille n'ont fait que
rendre cette odeur plus redoutable ; plus on y
répandoit de cet acide, plus l'air hépatique &
l'air inflammable fe développoient, au point que
l'infection affectant tous les affiftans, nous avons
été obligés de nous retirer ».

« Le méphitifme ne s'eft pas borné à l'inté-
rieur de la cave ; il s'eft échappé au dehors, a
pénétré jufques dans la halle voifine, & les
frippiers même du côté oppofé de la cave fe
font ameutés pour fe récrier contre les émana-
tions mal-faifantes, furtout lorfqu'on les a verfées
dans le tombereau ».

« J'ai appris depuis, que ce matin, 2 du mois,
les ouvriers du ventilateur étoient venus pour
achever de vuider cette foffe, pour voir fi le
rems auroit pu diffiper le méphitifme, toujours
d'après l'opinion de M. Janin. La puanteur &
l'infection ont été portées à un tel point que
le peuple importuné & affecté par cette émana-
tion en a fortement murmuré, ce qui a fur le
champ déterminé à recourir aux moyens connus
& ufités ».

« Si ces expériences faites en préfence de
perfonnes dignes de foi, & que j'ai fuivies avec
beaucoup d'attention, fe bornoient à prouver
que le vinaigre ne poffede point la propriété
anti méphitique, fans qu'il pût réfulter de la
fécurité qu'il infpire, aucuns inconvéniens pour

les citoyens, je me ferois borné à en rendre compte à l'académie fans me permettre aucune réflexion ; mais bien convaincu, comme je le fuis préfentement, que le mêlange du vinaigre avec la matiere des foffes n'empêche pas l'or & l'argent de noircir ; qu'au lieu de détruire l'air inflammable, comme l'affure le même auteur, il en accélere le développement ; qu'enfin dégageant une énorme quantité d'air hépatique, loin de détruire ou au moins de modérer le méphitifme, il l'augmente & le rend plus redoutable, j'ai cru devoir réveiller l'attention de l'académie, à qui la vie des hommes fut toujours précicufe, afin qu'elle prenne en confidération un objet fi important, en nommant des commiffaires dont les expériences & le rapport puiffent fixer l'opinion publique ».

Cet expofé très intéreffant fit la plus vive fenfation fur les efprits ; déjà l'on commençoit à fe méfier des promeffes de M. Janin à caufe de quelques changemens que, dans l'efpace de peu de jours, il venoit de faire à fon ouvrage : car d'abord il avoit confeillé le vinaigre rouge & le p'us foible de tous, comme le meilleur ; enfuite, dans un fupplément, il donna la préférence au bon vinaigre blanc, laiffant entrevoir la crainte du développement ou de la formation du foie de foufre.

Auffi l'académie répondant au vœu patriotique de M. Cadet, nomma des commiffaires pour examiner de nouveau cet objet. L'effet de ce rapport s'étendit plus loin ; & la perplexité qu'il jetta dans les efprits, ayant déterminé le roi à faire répéter des expériences à Verfailles, MM. de Laffone pere, Macquer, Cornette & de Laffone fils, nommés pour les diriger & les uivre, reconnurent l'infuffifance & le danger d'employer le vinaigre dans la déméphitifation des foffes, même de celles qui auparavant ne paroiſſoient point méphitiques : car il en eſt à Verſailles de la même nature que celles de Lyon.

Leur travail fut également communiqué à l'académie, toujours conformément aux intentions de S. M. La ſociété royale de médecine de Paris reçut à ſon tour des ordres du roi pour faire de nouvelles tentatives en préſence & ſous la direction de M. Janin ; & l'académie ayant profité de cette occaſion, joignit ſes commiſſaires à ceux de la ſociété, pour ne pas trop multiplier des eſſais dégoûtans, qui pouvoient cauſer des malheurs.

M. Janin, comme nous l'avons précédemment annoncé (*), ayant employé toutes les reſſources que lui inſpiroit le déſeſpoir de ſa cauſe, & le premier ouvrier ayant gardé le ſilence ſur l'infection qui s'exhaloit de la foſſe, l'inventeur de l'anti-méphitique ſuppoſé détermina les autres ouvriers à deſcendre, en aſſurant qu'il étoit le maître du méphitiſme ; & ce fut au moment de ce triomphe impoſteur qu'un autre ouvrier tomba mort, pour n'en plus revenir, que trois autres furent aſphyxiés, & qu'enfin les membres de l'académie & de la ſociété de médecine, les commiſſaires du châtelet, les inſpecteurs de police, & tous ceux qui y étoient préſens ſe trouverent généralement incommodés.

Nous avons ajouté avec d'autant plus de plaiſir de nouveaux détails à ce qui a paru ſur l'anti-méphitique du médecin-oculiſte de Lyon dans nos Journaux du 15 Avril & du premier Mai, qu'en faiſant connoître des recherches antérieures à celles des commiſſaires de l'académie & de la ſociété royale de médecine, notamment le

---

(*) Voyez notre Journal du 1er. Mai, pag. 520-530, où nous avons rapporté le *Détail de ce qui s'eſt paſſé dans les expériences faites par M. Janin, les 18 & 23 Mars, en préſence des commiſſaires réunis de l'académie royale des ſciences & de la ſociété royale de médecine.*

rapport de M. Cadet, lequel a le premier ré-
veillé l'attention publique fur les dangers de l'u-
fage du vinaigre pour déméphitifer les foffes,
nous avons expliqué par les principes de la chymie une contradiction apparente, qui fufpendoit
encore le jugement de plufieurs perfonnes, &
donné des renfeignemens qui peuvent intéref-
fer les curieux, foit relativement au fuccès ap-
parent de l'anti-méphitique de M. Janin, foit
à l'égard des effets dangereux qu'il a produits.

F I N.

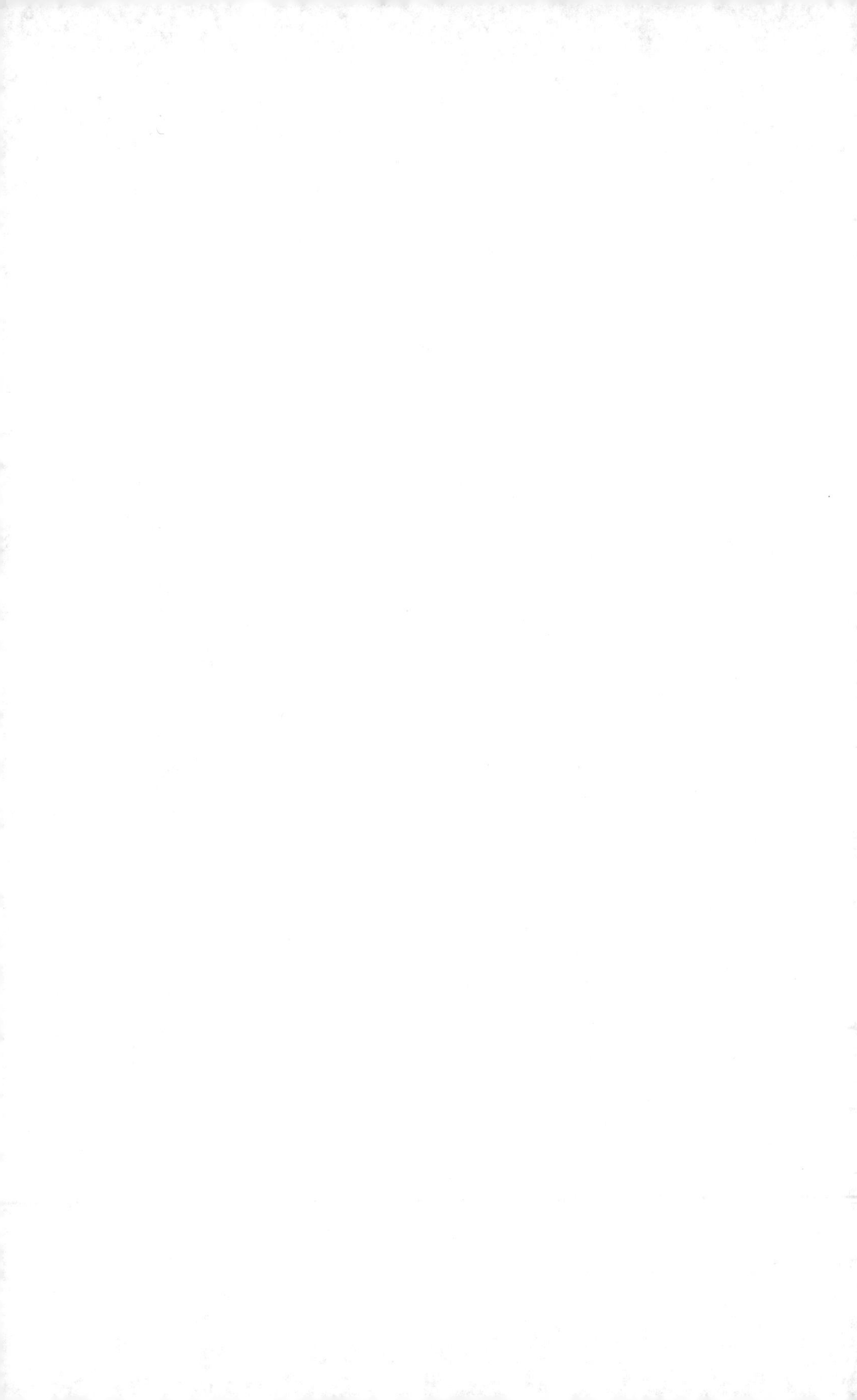